LETTRE

DU

DOCTEUR GAUDICHON,

à ses clients,

Sur le CHOLÉRA-MORBUS,

REVUE,

ANNOTÉE ET PUBLIÉE EN 1849,

PAR LE Dr THIBAULT,

Médecin-Chirurgien du Château et de la Conservation de Versailles,
du Refuge contre la mendicité,
et Membre de plusieurs Sociétés savantes.

***

SE TROUVE A VERSAILLES,

Chez MM. les Pharmaciens;

L'Éditeur, aux Petites-Écuries du Château, place d'Armes.

SE VEND 25 C.

Au profit du Refuge contre la Mendicité.

MARS 1849.

Td 57/56.

LETTRE

DU

DOCTEUR GAUDICHON,

à ses clients,

Sur le CHOLÉRA-MORBUS,

REVUE,

ANNOTÉE ET PUBLIÉE EN 1849,

PAR LE Dr THIBAULT,

Médecin-Chirurgien du Château et de la Conservation de Versailles,
du Refuge contre la mendicité,
et Membre de plusieurs Sociétés savantes.

SE TROUVE A VERSAILLES,

Chez MM. les Pharmaciens ;

L'Éditeur, aux Petites-Écuries du Château, place d'Armes.

SE VEND 25 C.

Au profit du Refuge contre la Mendicité.

MARS 1849.

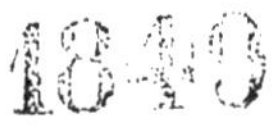

AVANT-PROPOS.

Versailles, 28 mars 1849.

Le choléra épidémique, parti depuis trois ans du fond de l'Asie, a, comme par le passé, traversé la Perse, la Syrie, l'Égypte, la Turquie d'Asie et d'Europe, la Russie, la Prusse, l'Allemagne, la Hollande, l'Angleterre, et vient d'arriver pour la seconde fois en France. Il règne actuellement à Paris, surtout dans les hôpitaux; mais il faut espérer que l'épidémie de 1849 ne ressemblera jamais à celle de 1832.

Il est toutefois une observation à faire, c'est que le fléau qui avait mis seize ans à parcourir la distance de Calcutta à Paris, a mis cette fois moins de quatre ans pour franchir cette même distance.

Bien que cette affreuse maladie, dont la cause est encore enveloppée d'un voile impénétrable, ait jusqu'alors respecté notre belle cité, d'ailleurs si salubre sous tous les rapports, il est cependant prudent de se tenir en garde contre le développement du choléra ; c'est dans cette idée que j'ai cru devoir publier de nouveau le travail d'un ancien praticien de Versailles, auquel je m'honore d'appartenir par des liens de famille, d'un praticien habile qui a dirigé mes premiers pas dans la carrière médicale, et dont les habitants de Versailles n'ont pas perdu le souvenir.

On me reprochera peut-être de n'avoir rien changé à ce travail, et de n'avoir pas tenu compte des recherches qui ont été faites depuis le temps où il a été composé : je réponderai que nous ne savons rien de plus maintenant qu'autrefois sur le choléra, et que dans les nombreux ouvrages publiés sur cette maladie, je n'ai rien trouvé qui fût de nature à modifier les préceptes hygiéniques et médicaux formulés par M. Gaudichon, préceptes dont l'observation peut être si utile, soit pour se préserver du choléra, soit pour en arrêter la marche dès les premiers instants de son invasion.

Je serai heureux si la reproduction du travail de mon beau-père peut prouver à mes compatriotes mon vif désir de leur être utile, en leur indiquant les règles hygiéniques à observer, et les précautions dont ils doivent s'entourer en attendant l'arrivée du médecin qui possède leur confiance.

Du reste, nous devons déclarer ici que notre intention, en publiant de nouveau ces conseils, édités pour la première fois il y a dix-sept ans, n'est pas d'effrayer les populations, qui ne sont que trop disposées à concevoir des alarmes, mais bien, au contraire, de les rassurer et de leur communiquer la confiance qui nous anime : en effet, dans notre conviction intime, conviction augmentée encore par la décroissance très-sensible du mal dans la capitale, les sages précautions indiquées par la prudence, et les préservatifs recommandés par les praticiens, suffiront pour combattre les premières atteintes et empêcher l'invasion complète. Ainsi donc confiance et prudence en même temps; voilà quelle doit être notre devise, et les nombreuses circonstances de salubrité qui militent en faveur de notre belle ville, sont plus que suffisantes pour bannir l'alarme des esprits les plus facilement enclins à s'effrayer.

Il ne paraît pas que le remède spécifique contre le choléra ait encore été trouvé. Divers moyens thérapeutiques sont principalement employés : le sel marin, l'ammoniaque, le chloroforme, l'électricité, le nitrate d'argent, l'extrait de Haschisch, le trichlorure de carbone, le stachys-anatolica, le traitement antiphlogistique, celui de Sydenham, etc. ; mais le médecin seul doit en choisir, prescrire et diriger l'usage. Il n'entre pas dans le plan de cette brochure d'approfondir ce sujet.

Dr THIBAULT.

LETTRE

DU

DOCTEUR GAUDICHON,

A SES CLIENTS,

Sur le Choléra-Morbus,

ANNOTÉE ET PUBLIÉE

PAR LE Dʳ THIBAULT.

Versailles, le 31 mars 1832.

Depuis que le choléra-morbus s'est manifesté dans le nord de l'Europe, et qu'il s'est approché graduellement de nos contrées, les craintes que vous avez conçues vous ont portés à rechercher des instructions sur la nature de ce fléau dévastateur, et vous vous êtes adressés au Médecin qui possède votre confiance pour obtenir le plus de renseignements possible, non-seulement sur la maladie elle-même, mais sur ses modes de propagation, sur les circonstances qui favorisent ou empêchent sa transmission, et sur les moyens convenables pour vous garantir de l'infection.

Vous avez aussi désiré savoir si l'art est en mesure pour combattre avantageusement cette maladie, et quelle espèce de traitement est le plus efficace.

Enfin, avertis de la promptitude avec laquelle ce mal se développe, et craignant de n'être pas secourus à temps, vous vous êtes montrés impatients de connaître les premiers moyens à lui opposer en attendant les soins du médecin.

Plusieurs d'entre vous, plus prévoyants encore, m'ont demandé une note détaillée des médicaments les plus essentiels, tant pour le traitement que pour les précautions sanitaires, persuadés que, dans le désordre qui accompagnerait l'invasion d'une pareille épidémie, on aurait peut-être beaucoup de peine à se procurer des substances que, dans les temps ordinaires, on trouve très-facilement. Et, prévoyant d'ailleurs que l'application des

secours serait plus prompte et plus avanta-
geuse si l'on avait à sa portée tout ou grande
partie des agents propres à combattre la maladie, ils voudraient être amplement pourvus
de ces diverses substances.

C'est pour satisfaire à toutes vos demandes
et pour vous prouver combien j'ai à cœur de
répondre à la confiance dont vous m'honorez,
que j'ai fait sur le choléra indien, des recherches dont je comptais vous présenter le résultat dans un Mémoire que j'avais l'intention
de faire imprimer sitôt que le mal, parvenu
sur nos frontières terrestres ou maritimes
(ou dans un des États limitrophes), aurait
menacé notre pays de son irruption pro-
chaine.

Mais au lieu de cette marche analogue à ce
qui s'est passé dans tous les autres pays, nous
voilà saisis par une invasion subite, au centre
de la capitale, sans que nos frontières ni
les provinces intermédiaires aient ressenti la
moindre impression du passage de cette affreuse maladie, et par conséquent, sans que
l'on sache d'où elle nous vient. Aurait-elle
pris naissance au milieu de Paris? ou bien

a-t-elle été importée par des individus ou des objets infectés? Cette question très-importante sans doute, et pour laquelle les médecins feront toutes les recherches convenables, ne doit point nous occuper aujourd'hui. Le choléra est imminent, il est à nos portes; ce n'est pas l'instant de rechercher son origine; mais il est urgent de le repousser si l'on peut, et de le combattre avec avantage s'il nous attaque (1).

---

(1) Aujourd'hui le choléra est revenu à Paris; nous avons vu presque tous les jours les malades qui sont dans les divers hôpitaux; nous avons assisté aux séances de l'Académie, et nous avons acquis la conviction que depuis 1832 le résultat de toutes les recherches qui ont été entreprises dans les pays où s'est montré ce trop cruel fléau, se réduit à une appréciation plus exacte du traitement à employer; quant à la nature du choléra, à son mode de propagation, etc. il n'existe que des opinions dénuées de preuves suffisantes pour être adoptées par les médecins qui ne se laissent pas entraîner à généraliser des faits particuliers.

Je m'empresse de témoigner mes sincères remercîments à MM. Fouquier, Cruveilher et Rayer, pour l'extrême obligeance qu'ils ont mis à me guider dans l'exa-

A défaut de la dissertation que je vous avais promise et qui ne pourrait être imprimée que trop tard, vu l'impatience que plusieurs d'entre vous me témoignent, je vais vous tracer en abrégé les instructions les plus importantes pour le moment, celles qui répondent le mieux à vos désirs, ainsi :

1° Je vous indiquerai les symptômes qui annoncent l'invasion du choléra, et même ceux qui la précèdent, afin que vous puissiez recourir aux moyens propres à empêcher le développement de la maladie, ce qui est de la plus haute importance; car il est beaucoup plus facile, quand on s'y prend à temps, de

---

men de tous les malades placés dans leurs différents services à l'Hôpital de la Charité, à MM. Récamier, Amussat, Roux, Andral, Piorry et Artigues, pour tous les détails qu'ils m'ont donnés sur les cholériques qu'ils avaient eu l'occasion de visiter ou de traiter.

Je ne dois pas oublier non plus de témoigner ma gratitude à messieurs les internes des divers hôpitaux de Paris que j'ai visités journellement depuis trois semaines.

L. THIBAULT.

s'opposer aux progrès de ce mal lorsqu'il fond à l'improviste sur un individu, que de guérir ensuite ce même individu lorsqu'il est complètement infecté;

2° Je vous donnerai le détail des secours les plus urgents et susceptibles d'être administrés par toute personne intelligente, en attendant l'arrivée du médecin;

3° Je vous ferai connaître de quels médicaments et de quels autres objets il est bon que vous soyez pourvus, tant pour apporter les premiers secours aux malades, que pour mettre sous la main du médecin les moyens ou partie des moyens qu'il doit employer;

4° J'entrerai dans quelques détails sur le régime qui convient dans la circonstance où nous sommes, et sur l'application convenable des moyens hygiéniques et préservatifs, dont l'indication se trouve prescrite dans toutes les feuilles périodiques, souvent par des personnes qui ne sont pas de l'art, et dont l'usage mal dirigé vous précipiterait dans un danger en voulant vous en faire éviter un autre.

SIGNES D'INVASION DU CHOLÉRA-MORBUS.

La marche de cette maladie est si bizarre et présente des irrégularités si multipliées, qu'il serait impossible de décrire une série de symptômes qui feraient connaître, *en toute circonstance*, à quel degré elle est parvenue. Ainsi, quelquefois elle débute par des coliques et des vomissements intenses, qui attèrent le malade comme ferait une apoplexie foudroyante, et même il peut arriver que la mort soit instantanée.

On sentira aisément que ce n'est pas pour ces cas, heureusement rares, que nous proposons des moyens qui ne peuvent être administrés que par un médecin expérimenté; mais bien pour les cas où la maladie présente plus de régularité.

Lorsqu'il existe des signes précurseurs de l'invasion du choléra, ce sont : la courbature, un sentiment de malaise général, de la faiblesse, des étourdissements, des coliques (1).

____

(1) Ajoutons la diarrhée, qui se manifeste aussi quelques jours auparavant, et qu'il est de toute nécessité de combattre sans retard.   T.

Les signes de l'invasion proprement dite, sont : l'augmentation des symptômes précédents, la pesanteur de la tête, ses tournoiements (vertiges), l'oppression de la poitrine, la gêne dans les mouvements du cœur, l'accélération du pouls, qui devient petit et tendu ; dans le ventre, il se manifeste des embarras et des gargouillements, auxquels succèdent bientôt de violentes coliques, et notamment une douleur fixe dans la région de l'estomac ; cette douleur, *qui est augmentée par la pression,* existe entre le nombril et l'extrémité antérieure des os de la poitrine, à des distances à peu près égales de ces deux points.

La figure seule pourrait être un indice de l'invasion cholérique. Le globe de l'œil s'enfonce dans son orbite ; les paupières prennent une teinte bleuâtre, qui bientôt se répand sur le reste de la face, laquelle se grippe ; tous les traits du malade sont altérés, bouleversés, au point qu'un célèbre médecin qui a vu les premiers cholériques des hôpitaux de Paris, et qui a assisté à des dissections, me disait (il y a quelques heures) que la figure des ma-

lades était plus cadavéreuse pendant la maladie qu'après la mort (1).

Le mal faisant des progrès, les vomissements et les selles fréquentes (signes carac-
téristiques du choléra) s'établissent avec des
douleurs atroces de l'estomac et des intestins;
le pouls devient imperceptible; le corps se
refroidit ainsi que la langue, et le malade
éprouve une chaleur brûlante qui lui donne
une soif inextinguible. Le hoquet, les cram-
pes, la suppression des urines et l'anéantisse-
ment total des forces musculaires ne laissent
plus aucun doute sur la présence du mal.

Je m'arrête dans l'énumération des symptômes de cette hideuse maladie, mon but n'é-
tant pas d'en donner ici une description complète, mais d'indiquer seulement les signes
auxquels tout le monde pourra la reconnaître,

---

(1) Nous avons fait nous-même cette observation sur
les cholériques que nous avons examinés, c'est qu'au
bout d'une heure d'invasion, le malade est tellement
maigri et changé, qu'une personne même étrangère à
la médecine, ne peut douter de la présence de cette
cruelle maladie.   T.

et y apporter les premiers secours, dont je vais donner les détails (1).

---

(1) Avant d'aller plus loin, je crois devoir placer ici un résumé statistique des cas de choléra qui ont eu lieu à Paris et dans notre département.

En 1832, la population de Paris était de 785,862 habitants, et celle du département de la Seine de 945,698; le choléra a coûté à la capitale de la France en tout, 18,402 victimes, dont 12,733 pour le seul mois d'avril, ce qui donne un rapport de 23,42e décès sur 1000 habitants. La mortalité a été égale dans les deux sexes.

Ajoutons, pour ce qui concerne le département de Seine-et-Oise, 1° que sur 683 communes qu'il renferme, 382 communes, et Versailles entre autre, ont été exemptes de toute atteinte; 2° que dans les 301 communes qui ont payé leur tribut à l'épidémie, 20,247 personnes ont été atteintes; et 3° que sur ce nombre, 5,979 ont succombé.

Depuis la nouvelle invasion (de 1849), dans quelques communes seulement de notre département, le fléau s'est fait sentir; mais les victimes jusqu'à ce jour n'ont pas dépassé le nombre dix.

Et depuis trois semaines que le choléra s'est montré à Paris, on ne compte pas mille personnes atteintes de cette maladie.

Faisons remarquer que, dans le même espace de temps, en 1832, on comptait déjà plus de 7000 morts.

Il n'y a donc pas de comparaison à établir entre ces deux épidémies.   T.

Secours à donner aux personnes atteintes du choléra,
en attendant l'arrivée du médecin.

Ces secours sont de deux espèces :

A. Les médicaments que l'on doit faire prendre intérieurement.

B. Les applications de divers excitants à l'extérieur.

A. 1. Le premier de tous les médicaments que l'on doit administrer est l'*éther sulfurique.*

La dose sera d'une cuillerée à café dans un véhicule composé de trois ou quatre cuillerées à bouche d'eau sucrée froide, et d'une cuillerée à bouche d'eau de fleurs d'oranger.

On pourra réitérer cette dose plusieurs fois, et même on le devra si l'on soupçonne des aliments dans l'estomac, ou si le malade éprouve une grande faiblesse.

2. Si l'individu atteint se trouvait dans un état d'ivresse, il faudrait au lieu d'éther, lui faire prendre de l'ammoniaque liquide (alkali volatil), dix à douze gouttes, dans une tasse de véhicule sucré.

3. Pendant qu'on administrera l'éther ou l'ammoniaque, on fera bien d'envoyer cher-

cher chez le pharmacien la potion suivante, que l'on donnera par cuillerées à bouche de quart d'heure en quart d'heure.

POTION ANTI-SPASMODIQUE CALMANTE.

Prenez : Eau distillée de fleurs de tilleul ;
          — de fleurs d'oranger ;
          — de menthe poivrée ;
          — de canelle orgée ;
          Sirop de Capillaire ;
de chaque une once, ou deux cuillerées à bouche.

          Ether sulfurique un gros, ou une cuillère à café.
          Laudanum liquide, 30 gouttes (1).

Nota. A défaut des eaux distillées et du sirop, on y suppléera par huit cuillerées à bouche d'eau froide bien sucrée, et deux cuillerées à bouche d'eau de fleurs d'oranger, auxquelles on ajoutera la dose d'éther et de laudanum indiquée ci-dessus.

---

(1) C'est le laudanum de Sydenham que M. Gaudichon a voulu indiquer.   T.

4. Immédiatement après les médicaments ci-dessus, 1, 2 et 3, et même dans l'intervalle des cuillerées de potion, on fera boire aux malades quelques tasses de thé (s'il y a indigestion), et dans le cas contraire, de l'infusion théiforme de fleurs de camomille, ou de feuilles de véronique mâle, ou de menthe, mélisse, etc. On ajoutera dans chaque petite tasse une cuillerée à café d'eau de fleurs d'oranger ou d'eau de menthe poivrée.

5. Si les vomissements existaient déjà, on couperait l'infusion de camomille avec un tiers et même moitié d'eau de chaux seconde; moyen très-convenable pour arrêter ou diminuer les vomissements, et qui (dans les cas ordinaires) a aussi la propriété de resserrer le ventre et d'exciter les urines.

Si, malgré ces moyens, les vomissements continuaient, il faudrait administrer la potion anti-émétique de Rivière, le sous-nitrate de Bismuth, etc. (1).

---

(1) A ces moyens, il faut ajouter les boissons froides et même glacées, dont nous avons souvent constaté les bons effets.   **T.**

Je me résume, et je fais observer aux personnes qui ne sont pas initiées à l'art de guérir, qu'elles ne doivent faire prendre intérieurement, et de la manière indiquée, ou d'après une méthode équivalente, que :

1° L'éther sulfurique ;

2° La potion antipasmodique calmante ;

3° Les boissons aromatiques avec ou sans eau de chaux seconde, qu'il faut bien prendre .rde de confondre avec la solution de chloure de chaux, qui serait un poison ;

4° Quelques gouttes d'ammoniaque dans le cas indiqué.

Ces moyens ne sont point des remèdes nouveaux : beaucoup de mes clients se rappelleront que, dans divers cas de faiblesse, d'indigestion, d'affections spasmodiques, de vomisments, etc., je les leur ai adminstrés avec succès, exactement d'après les mêmes formules que je viens de reproduire.

J'ajouterai que ces moyens ont été presque les seuls que j'aie employés chez ceux d'entre eux que j'ai traités du *choléra sporadique*, qui est sans doute bien moins dangereux que le *choléra asiatique* dont il est ici question, mais

qui offre avec lui des analogies remarqua-
bles (1).

B. Tout en administrant les médicaments
intérieurs dont nous venons de prescrire
l'usage, il ne faut pas négliger les excitants
appliqués à l'extérieur.

Le but qu'on se propose est de rappeler la
chaleur à la périphérie du corps, et de favoriser l'expansion des forces par des moyens
physiques. Un de ceux qui me paraîtrait devoir obtenir le premier rang, ce serait l'électricité. Il faudrait asseoir le malade dans un
fauteil *isolé*, et à l'aide de la machine électrique, lui communiquer une surabondance de
fluide, et le laisser quelque temps dans cette
position, que l'on appelle *bain électrique*. Ensuite (avec la main entourée de laine, de manière à ne pas enlever tout-à-coup l'excédant
du fluide), il faudrait faire de légères frictions sur tout le corps, afin d'augmenter l'ex-

---

(1) Ayant été gravement atteint au mois d'août dernier du choléra sporadique, j'ai pu juger par moi-même
de l'analogie avec le choléra indien.   T.

citation de la peau par les nombreuses étin-
celles que ce moyen produirait.

On devra aussi recourir aux bains de vapeurs
chaudes, qui peuvent (à défaut de l'appareil
convenable) se donner de trois manières.

1° Faire entrer le malade dans une baignoire
vide, dans laquelle on fait brûler une lampe à
esprit de vin. La baignoire sera couverte d'un
tapis ou d'une couverture épaisse, de manière
à concentrer la vapeur produite par la com-
bustion : ce moyen excite promptement une
sueur abondante ;

2° Asseoir le malade sur une chaise de can-
ne, et l'entourer d'un appareil complet composé de deux cercles de dimension convenable, soutenu par quatre échalas, recouvrir le
tout d'une couverture, et employer la lampe
à esprit de vin, comme dans le cas précédent ;

3° Le coucher dans son lit entre deux couvertures, maintenir élevée celle de dessus
avec deux ou trois cerceaux, et introduire la
lampe sous cette couverture (1).

---

(1) Un moyen bien simple, facile pour tous, peu dispen-
dieux, de provoquer la sueur chez un malade, qui se

Il ne faudra pas non plus négliger les frictions sur le tronc et les membres avec les
brosses, la serge, la flanelle ; l'application des
linges chauds sur l'abdomen, le repassage à
travers les couvertures, les frictions avec la
teinture de cantharides, avec les liniments
indiqués dans toutes les instructions populaires, l'application des sinapismes, etc., etc. ;

---

plaint d'avoir froid et d'éprouver des frissons, c'est de
lui faire prendre un bain de vapeur préparé de la manière suivante :

Au-dessous d'une chaise à claire-voie, une chaise de
jardin, par exemple, on place un vase à moitié rempli
d'une forte décoction de plantes aromatiques. On fait
rougir au feu une brique ordinaire ; on place le malade
sur la chaise, après l'avoir préalablement enveloppé
d'une couverture de laine, qui part du cou, dont elle
fait le tour, et qui tombe à terre en faisant la cage. Le
malade étant ainsi disposé, et parfaitement abrité du
contact de l'air, on plonge la brique rougie dans le
vase contenant le liquide aromatique. Tout aussitôt une
forte vapeur se dégage, se répand sous la couverture,
enveloppe le corps, excite la peau, et détermine une
sueur abondante. Il est bien entendu que la chambre
dans laquelle on administrera un bain de ce genre, sera
chauffée à une température convenable.   T.

en un mot, employer tous ses efforts pour rendre à la peau la chaleur qui l'a abandonnée, et diriger surtout les excitants sur la colonne épinière.

Médicaments qu'il est bon de se procurer d'avance, en cas d'épidémie cholérique.

Nota. Les substances marquées d'un astérique * ne sont nécessaires que pour les personnes dont les habitations sont trop éloignées des pharmaciens.

Ether sulfurique . . . . quatre onces (1).

Laudanum liquide de Sydenham . . . . demi-once.

Eau distillée de fleurs d'oranger , . . . demi-bouteille.

Eau de menthe poivrée . . . .) de chaque quel-

—— de canelle orgée. . . . .) ques onces.

Eau de canelle spiritueuse . . . . *idem.*

Eau de chaux seconde . . . . deux bouteilles.

Carbonate de potasse, alkali fixe végétal demi-once.

Des citrons.

Camphre. . . . . quatre onces.

Alkool camphré . . . . demi-bouteille.

Acide acétique, ou vinaigre de bois concentré, un flacon.

Vinaigre camphré . . . . une bouteille.

Vinaigre des 4 voleurs . . . . demi-bouteille.

---

(1) Le chloroforme, autre espèce d'éther, mérite d'être mentionné ici, quelques médecins l'ayant déjà employé avec avantage.

T.

Chlorure de chaux. . . . . . une livre ou deux (au moins).

Ammoniaque liquide, à 18 degrés . . . deux onces.

Pommade ammonicale, dite de Gondret. six onces.

dans un flacon bien luté, qu'on mettra au frais.

Farine de lin et de moutarde . . . . . . plusieurs livres.

Une petite provision d'ail.

* Un flacon désinfectant de Guyton de Morveau.

Plusieurs gros de sulfate de quinine.

De l'alkool rectifié . . . . demi-bouteille.

* Teinture de cantharides . . . . huit onces.

Liniment hongrois qu'on trouvera chez tous les pharmaciens, et dont la recette est dans les instructions populaires.

Du thé.

Une lampe à esprit de vin.

De la véronique mâle.

Des fleurs de camomille, de tilleul, d'hysope.

De la flanelle, de la serge, ou autres lainages.

* De l'essence de menthe poivrée.

* De l'essence de térébenthine.

*Du régime qui convient pendant les épidémies
cholériques.*

L'intempérance et l'ivrognerie, la vie cra-
puleuse sont les causes les plus fréquentes du
choléra-morbus.

Je ne perds pas de vue les personnes pour
qui j'écris; aussi je ne chercherai pas à leur
tracer le tableau des vices honteux que je viens

d'énoncer ; au contraire, je crois être obligé de les prémunir contre une trop grande sévérité dans le régime.

Ceux qui ne mangent qu'avec modération, sans assouvir entièrement leur appétit ; qui se nourrissent d'aliments sains, accommodés simplement, comme de viandes de boucherie ou de volailles, bouillies, rôties ou grillées ; de poissons frais, cuits à l'eau ou au court bouillon, frits ou grillés ; de quelques bons légumes qui ne soient ni acides, ni venteux, ni trop aqueux ; de quelques fruits bien mûrs ; qui boivent un vin vieux de bonne qualité, coupé avec suffisante quantité d'eau, qui usent modérément de thé, de café, de laitage, etc. ; ceux enfin qui, ayant une nourriture très-réglée, ne sont jamais incommodés par leur repas. Ceux-là ne doivent rien changer à leur manière de vivre ; car, la meilleure condition, la chance la plus favorable pour éviter le choléra, c'est d'être dans cet état parfait de santé où les aliments n'apportent aucun trouble, et où les mouvements d'expansion et de condensation se trouvent en harmonie ; en un mot, dans cet état où les fonc-

tions des divers organes sont parfaitement
coordonnées.

Je conseillerai seulement à ceux qui ne font
qu'un repas, d'en faire plusieurs, afin de prendre en détail la même quantité de substance
qu'ils ont l'habitude de prendre en une seule
fois, et, s'ils se trouvaient au centre de l'épidémie, de manger un peu moins qu'à l'ordinaire, surtout s'ils sont très-susceptibles de
s'affecter des maux qui les environnent ou
qu'ils peuvent redouter pour eux - mêmes.
Dans ce dernier cas, seulement, je les engagerai à prendre peu d'acides, de laitage et de
substances végétales dont l'assimilation est
souvent plus difficile que celle des substances
animales, lesquelles d'ailleurs procurent plus
de forces expansives et par-là éloignent l'absorption des miasmes.

Mais les personnes délicates, celles surtout
qui digèrent mal, qui ont des rapports acides, qui éprouvent des pesanteurs d'estomac
après les repas, des envies de vomir, des dé-
rangements de corps, la bouche amère, etc.,
celles-là doivent surtout s'abstenir de nourri-
tures abondantes, de crudités, de laitage, de

viandes fumées ou salées, de substances indi-
gestes et de tous les végétaux.

Mais ce n'est pas ainsi que bien des personnes entendent le régime ; il y en a qui
croient que, pour éviter les maladies, il faut
boire beaucoup de tisannes, se priver de tout
ce qui est bon, de tout ce qu'on aime, ne boire
que de l'eau, etc. ; ce genre de diète ne doit
être suivi que quand il est expressément pres-
crit par le médecin, sans quoi on s'expose à
des maux résultant de la faiblesse qu'entraîne
une diète trop sévère. Ou détériore sa constitution pour chercher à éviter un danger vers
lequel on se précipite.

Mais s'il y a du péril dans un régime trop
sévère et intempestif, combien n'en existe-t-il
pas dans l'usage inopportun des substances
médicamenteuses ! On prend des recettes dans
un journal politique, on ajoute foi au charla-
tanisme de quelques misérables, qui, pour
vendre leurs marchandises, les décorent de
toutes les vertus propres à combattre et à éviter les maladies et en font une panacée universelle ; ce ne sont plus de simples désordres
que l'on excite dans l'économie animale, on

établit dans divers organes importants *des lé-*
sions qui deviennent incurables et on avance le
terme de son existence.

Quel gouvernement sera assez philantrope
pour s'occuper des moyens d'arrêter ce tor-
rent qui déborde partout, et assez fort pour dé-
truire ce poison plus pernicieux que la peste,
la fièvre jaune et même le choléra indien?

Tout ce que je viens de dire s'applique éga-
lement aux autres maladies; mais pour le
choléra, il y a encore d'autres dangers dont
vous ne vous doutez pas et contre lesquels je
veux vous prémunir.

Dans le moment d'effroi causé par l'arrivée
du choléra, les autorités administratives, les
médecins même, ont cru devoir vous indiquer
des moyens propres à purifier l'air et à vous
garantir de l'infection cholérique, en suppo-
sant qu'elle soit contagieuse (1), ce qui n'est

---

(1) Les termes du docteur Gaudichon ne nous semblent
pas assez explicites : dans notre conviction intime, le
choléra n'est nullement contagieux, et c'est, du reste,
l'opinion généralement professée par les hommes les
plus éminents dans la science.   T.

rien moins que prouvé ; mais en vous mettant des armes entre les mains, ils ont oublié de vous enseigner la manière dont vous devez vous en servir.

Déjà tous les citoyens d'âge et de sexe différents sont couverts d'énormes sachets de camphre, exposent dans leurs appartements des compositions qui dégagent le chlore, et se font des atmosphères dangereuses pour la santé. Je ne prendrai que ces deux agents pour exemple, d'autant qu'ils sont les plus répandus et ceux qui inspirent une foi plus vive.

Le camphre est un médicament précieux, dont l'usage même à des doses trop fortes produit rarement du dérangement dans la santé. Je n'adopte même pas le précepte de l'école de Salerne : *Camphora per nares castrat odore mares* (1). Mais pensez-vous que les vapeurs trop

---

(1) Je ne puis m'empêcher d'exprimer ici, comme je l'ai fait souvent dans ma longue pratique, une dissidence d'opinion sur ce point entre mon beau-père et moi, et je regarde comme un devoir de combattre, ainsi que je l'ai fait en maintes occasions, l'engouement irréfléchi

concentrées de cet aromate ne puissent pas produire les inconvénients de toutes les odeurs fortes? Et notamment celles du camphre, peuvent occasionner une espèce d'ivresse, du narcotisme (propension au sommeil), et même des mouvements convulsifs que cette substance, prise intérieurement à doses convenables, guérit dans d'autres circonstances. Qu'un homme porte sur soi un petit sachet de camphre, qu'une femme en ait autant dans son ridicule, cela suffit et ne peut causer aucun accident.

Mais si l'odeur du camphre peut être dangereuse par sa trop grande concentration, le chlore peut le devenir par une évaporation intempestive ou trop abondante. On ne connaît pas, à la vérité, un agent plus sûr pour assainir un air vicié par des miasmes pu-

---

dont certaines personnes se sont laissées prendre pour le camphre, dans lequel elles ont cru voir, bien mal à propos, une panacée universelle. A mes yeux, l'usage immodéré du camphre peut devenir très-funeste, non-seulement pour l'individu qui en fait abus, mais encore pour les personnes qui l'entourent.   T.

trides ou par d'autres effluves malsains ; mais il a tant d'activité, que si on le respire trop long-temps, ou à des doses trop fortes, il peut produire des irritations de la gorge et de la membrane muqueuse du poumon, et même exciter une véritable inflammation dans le tissu de cet organe.

Lorsque vous voulez purifier un appartement, commencez par le faire bien nettoyer, et ensuite vous en fermerez les fenêtres et les portes, après avoir placé, selon la grandeur de la pièce, plusieurs assiettes ou jattes contenant de l'eau chlorurée, et vous aurez soin de vous retirer, afin que l'évaporation ne vous soit pas nuisible. Au bout de quelques heures, vous rentrerez et ouvrirez immédiatement les fenêtres ; vous éloignerez les eaux chlorurées, dont vous pourrez vous servir pour assainir les plombs, les ruisseaux, etc., dans lesquels vous les jeterez, et vous renouvellerez cette opération tous les jours dans les temps d'épidémie (1).

---

(1) A ce propos, je crois devoir exprimer mon opinion, en tout point conforme à celle du docteur Piorry, qui

Si des circonstances ne permettent pas de se retirer d'un appartement, comme par exemple lorsqu'il y a un malade, ou bien si le voisinage d'un endroit qui produit sans cesse des émanations fétides, oblige à employer un moyen de désinfection continuelle, servez-vous des flacons de Guyton de Morveau, que vous trouverez chez tous les pharmaciens, ou mettez dans cet appartement une seule jatte d'eau chlorurée, qui ne devra pas être trop près du lit du malade; et même, de temps en temps, vous ferez bien d'asperger très-légèrement avec une petite portion de cette eau chlorurée dans les coins de la chambre des malades; et lorsque des déjections auront souillé les literies ou quelque place de l'appartement, vous ferez des lotions avec cette eau.

Mais, je vous le répète, rien n'est plus dangereux que de respirer long-temps dans un espace fermé qui contient une trop grande

---

pense que l'aération et la ventilation doivent toujours être pratiquées dans les chambres des malades, et surtout dans les hôpitaux lorsqu'il y a encombrement dans les salles.　　　　　　　　　　T.

quantité d'évaporation de chlore. Gardez-vous donc de l'excès dans les précautions, et attendez pour y recourir l'heure de la nécessité.

Après vous avoir indiqué le danger de quelques agents physiques, il n'est pas hors de propos de vous parler du danger de quelques causes morales.

Je vous ai déjà dit combien il est essentiel, dans le cas d'épidémie, de favoriser le développement des forces expansives. Par la même raison, il faut éloigner ce qui peut produire leur concentration : la vie trop sédentaire, la contention d'esprit, toutes les affections tristes, la peur surtout, agissent dans ce sens, et en favorisant le mouvement de nos humeurs de la circonférence au centre, peuvent faciliter l'absorption des miasmes délétères, ou même causer des désordres, en portant dans les vaisseaux du centre les liquides qui devraient circuler librement à la périphérie du corps.

Il est généralement reconnu que le mal de la peur cause de la gêne dans la respiration et dans les mouvements du cœur, qu'il arrête le travail de la digestion, et même produit *la diarrhée*.

Mais cette maladie (de la peur) est souvent inhérente à la constitution de l'individu. C'est une faiblesse morale aussi peu dépendante de nous que la faiblesse physique, et de même qu'on ne peut dire à un être délicat, *soyez fort*, de même il serait inconvenant de dire à une personne effrayée, *n'ayez pas peur*. Il faut, pour la rassurer, lui faire comprendre que le danger qu'elle redoute ne la menace pas immédiatement, et que quand même elle aurait le malheur d'être atteinte de l'épidémie, elle aurait encore de grandes chances de guérison. Ainsi, je dirai à mes clients :

Les causes du choléra sont, d'un côté, l'intempérance, l'ivrognerie, l'assouvissement des passions violentes, l'abus des substances qui irritent les organes de la digestion, etc.

D'un autre côté, la malpropreté, la misère, la mauvaise nourriture, la fatigue excessive, une habitation malsaine, le froid et la privation des commodités de la vie.

Ces deux causes, dont l'une excite trop le

corps et l'autre le débilite, ne sont pas à redouter, surtout pour les personnes tempé-
rantes, qui jouissent de quelque aisance, et
qui peuvent choisir les aliments qui leur con-
viennent et observer toutes les règles d'une
bonne hygiène.

Aussi, en général, a-t-on remarqué que les
personnes aisées étaient presque toutes à l'abri
de l'épidémie.

En second lieu, vous êtes prévenus par
toutes les Administrations (qui de leur côté
veillent avec activité à l'assainissement des
rues et des maisons), des précautions que
vous devez prendre pour vous préserver de
l'infection (1).

---

(1) M. Arrighi de Padoue, préfet de Seine-et-Oise,
s'est empressé de suivre l'exemple de ses prédécesseurs.
Plein de zèle pour ses administrés, après avoir visité
les prisons de Versailles, l'Hospice civil, le Lycée et notre Refuge contre la mendicité, il a fait afficher dans la
ville et dans le département des instructions très-utiles.

De son côté, l'Administration municipale, si remplie
de dévouement pour les habitants de Versailles, s'est
occupée, avec la plus grande activité, des mesures
d'hygiène publique que prescrivent les circonstances.

Enfin, en cas d'atteinte, vous êtes assuré d'avoir les secours les plus prompts (et qui pour cette raison seront efficaces); j'ajouterai que l'art a fait de grands progrès pour le traitement de cette maladie, et que bientôt on la traitera, j'espère, avec autant de succès que les fièvres typhoïdes et autres de même nature.

Si ces raisons ne vous rassurent pas, je vous engagerai à prendre un exercice peu fatigant, mais long-temps continué; à éviter toute contention d'esprit; à ne point vous repaître de lectures tristes ou capables de trop exciter votre sensibilité.

Si, malgré ces précautions, vous êtes obsédé par cette panique si redoutable, si vous n'avez pas la force d'esprit qui pourrait vous soustraire à son influence, ayez la *résignation*. Le Musulman affronte avec indifférence la peste et tous les fléaux de l'humanité, et cela parce qu'il est fataliste par principe religieux. Pourquoi mes clients, dont la plupart sont imbus des principes d'une religion plus éclairée que l'islamisme, ne montreraient-ils pas plus de courage encore en se résignant aux décrets de la Providence?

J'ai encore à dire quelques mots à plusieurs d'entre vous, qui nourrissent des idées d'émigration vers des lieux non soumis à l'influence cholérique.

Où irez-vous? Sans doute dans un pays éloigné des épidémies cholériques; mais y avait-il un pays plus éloigné de son influence que Paris au 25 mars 1832? et pourtant le 28 cette maladie est tombée sur cette capitale comme un coup de foudre; mais le pays que vous irez habiter présentera-t-il les mêmes chances de salubrité que la ville de Versailles? Ici les vents fréquents qui renouvellent l'air, la largeur des rues, la propreté qui y règne, la grandeur des logements, la multiplicité et la hauteur des croisées qui s'ouvrent presqu'au niveau du plancher, le peu d'agglomération des habitants, sont autant de causes propres à éloigner les foyers de fermentation putride qui engendrent les épidémies.

Aurez-vous ailleurs la facilité de vous procurer, comme à Versailles, des aliments de toute espèce, d'une qualité aussi choisie?

Trouverez-vous des établissements de bains,

dont le prix peu élevé permet à toutes les classes d'entretenir la propreté du corps?

Dans la ville, ni dans les environs, point d'établissement capable par ses effluves de vicier l'air atmosphérique, ni d'altérer les eaux destinées aux besoins de la vie; nul n'emploie des ouvriers à des occupations nuisibles, et l'humanité n'a pas à gémir en voyant des malheureux accablés de travaux pénibles et dégoûtants, comme on en voit ailleurs. Si l'on trouve, de temps en temps, quelques personnes ivres, on peut dire que ce vice est peu commun à Versailles, où d'ailleurs on jouit d'une tranquillité parfaite.

Ainsi l'air, les aliments, les habitations, leur salubrité, la propreté des habitants et leur moralité, font de notre ville un des pays les plus sains et les plus agréables de la France.

Où irez-vous? En quittant vos pénates, songez que vous n'êtes pas certains de trouver ailleurs les avantages dont je viens de vous entretenir; que vous vous priverez des consolations morales, que, dans les calamités publiques, on ne trouve que dans son pays et dans sa famille ; que vous abandonneriez les petites commodités de la vie auxquelles vous êtes accoutumés dans votre habitation, et dans quel but ? Peut-être pour aller au-devant d'un mal que vous voulez fuir, et contre lequel vous trouveriez difficilement les mêmes secours que dans Versailles.

FIN.

VERSAILLES,

IMPRIMERIE DE KLEFER, PLACE D'ARMES, 17;
Maison des Gondoles.

9 782019 260668